AF728822

Dr Georges COUGNOT
DE LA FACULTÉ DE PARIS
CIEN EXTERNE DES HOPITAUX DE PARIS

CONTRIBUTION A L'ÉTUDE DU TRAITEMENT DE LA CHORÉE PAR L'ARSENIC A HAUTES DOSES

83148

PARIS
H. JOUVE, ÉDITEUR
15, RUE RACINE
1895

A LA MÉMOIRE DE MA SŒUR

A MON PERE

A MA MÈRE

A MES PARENTS

A MES AMIS

A MON PRÉSIDENT DE THÈSE

MONSIEUR LE PROFESSEUR GRANCHER

Professeur de clinique infantile
Médecin de l'hôpital des Enfants-Malades

CONTRIBUTION A L'ÉTUDE

DU

TRAITEMENT DE LA CHORÉE

PAR L'ARSENIC A HAUTES DOSES

INTRODUCTION

De nombreux médicaments ont été employés tour à tour dans le traitement de la chorée et tous peuvent à des degrés différents revendiquer quelques succès. Les uns sont tombés dans un juste oubli, les autres sont restés peu employés, enfin un seul semble tenir aujourd'hui toute la thérapeutique, c'est l'antipyrine. Nous ne nierons pas les bons effets de l'antipyrine, mais nous allons essayer de remettre en lumière le médicament qui nous paraît être le plus précieux dans le traitement de la chorée, l'arsenic.

Nous emploierons la méthode due à F. Siredey : liqueur de Boudin à doses rapidement croissantes. M. le Dr Pomel, sous les inspirations de son maître F. Siredey, a consacré sa thèse à l'étude de cette méthode thérapeutique chez l'adulte, mais devant l'abandon de l'arsenic que nous attribuons à une application mal dirigée ou à la crainte d'accidents graves avec des doses qui peuvent paraître considérables, nous avons cru utile d'y revenir avec des documents nouveaux puisés dans un hôpital d'enfants.

L'idée première de ce travail est due à M. le Dr Marfan, agrégé de la Faculté, chargé du service de clinique des maladies des enfants pendant le semestre d'hiver 1894-1895 et à M. le Dr Jules Renault, chef de clinique adjoint, ancien interne de F. Siredey.

Avant de commencer ce travail, qu'il nous soit permis d'offrir ici à tous nos maîtres dans les hôpitaux un témoignage de notre reconnaissance pour toutes les bonnes leçons qu'ils nous ont données.

Nous remercions M. le Dr Marfan de la bienveillance avec laquelle il nous a accueilli à l'hôpital des Enfants-Malades, et M. le Dr Jules Renault de ses bons conseils et de son amitié.

Que M. le professeur Grancher, qui non-seulement nous a permis de recueillir nos observations dans son service, mais nous a fait encore l'honneur d'accepter la présidence de notre thèse, veuille bien recevoir ici l'expression de notre vive gratitude.

HISTORIQUE DE LA CHORÉE

Nous ne nous occuperons ici que de la chorée vulgaire, de la « *chorea minor* » laissant de côté les grandes chorées rythmiques (chorée épidémique, tarentisme, chorée hystérique, saltatoire).

Le premier qui décrivit la chorée et sut la dégager un peu des nombreuses affections mises à son actif fut Sydenham. La chorée, dit Sydenham, est une espèce de convulsion à laquelle sont sujets les enfants de l'un et de l'autre sexe depuis l'âge de 10 ans jusqu'à 14. « Elle se manifeste par une espèce de boîtement ou plutôt de non stabilité de l'une ou de l'autre jambe, que le malade en voulant marcher tire à lui à la manière des idiots. La main du côté de la jambe affectée l'est aussi et cette main appliquée à la poitrine, ou à toute autre partie, n'y peut rester fixée même momentanément, etc. ».

En Angleterre, Mead et Cullen, XVIIe siècle, firent une étude de la question.

En Allemagne elle fut aussi l'objet de nombreux travaux.

En France la chorée ne fut vraiment connue qu'après la communication à l'Académie du traité de Bouteille, le

9 juillet 1809. Elle y fut si bien observée que nous n'aurons plus pour ainsi dire à revenir sur sa description.

M. Germain Sée en 1849 ouvre une voie toute nouvelle en attribuant à cette maladie une origine rhumatismale.

En 1868 (*Arch. générales de médecine*, 1868, p. 414), Roger reprend la théorie de M. Germain Sée dans son travail sur la chorée cardiaque. « La parenté du rhumatisme et de la chorée prouvée directement par nos observations de rhumatisme avec la danse de Saint-Guy, l'est encore d'une manière indirecte mais non moins positive par nos observations de chorée cardiaque ».

Cette théorie de chorée rhumatismale acceptée par bien des auteurs (Trousseau, Cadet de Gassicourt, Jules Simon), n'a cependant pas été universellement adoptée.

Bouchut regarde l'hypoglobulie comme la cause la plus fréquente de la chorée.

Barthez et Rilliet acceptent le rôle des maladies aiguës antérieures.

En 1885, le Dr Saquet, dans sa thèse, produit de nombreuses observations de chorée consécutives aux maladies infectieuses.

M. le professeur Joffroy, dans une leçon publiée en mai 1885 (*Progrès médical*, p. 437) définit la chorée une névrose cérébro-spinale d'évolution. C'est, dit-il, une maladie de croissance ; la chorée est au système nerveux ce que la chlorose est au système circulatoire.

En 1890, M. Charles Leroux admet que la chorée se développe surtout chez les enfants de 8 à 12 ans, époque à laquelle s'observe également le maximum des douleurs de croissance.

« C'est à cet âge et plus tard que le rhumatisme se montre et devient plus fréquent.

C'est alors de 11 à 12 ans surtout que les filles plus souvent atteintes de chorée que les garçons subissent l'influence de la période menstruelle.

C'est également à cet âge que l'on note chez les enfants le plus de cas d'anémie.

En 1888, nous avons relevé 487 cas d'anémie; 395 chez les filles, 92 chez les garçons.

C'est de 11 à 12 ans que l'on observe la chorée, l'anémie, les douleurs de croissance. C'est alors que le rhumatisme articulaire commence à devenir le plus fréquent ».

Enfin nous arrivons à la thèse de M. Triboulet, en 1893, qui rapporte tout à l'infection dans la pathogénie de la chorée.

« Le passé morbide voisin d'un choréique permet dans un grand nombre de cas (455) de retrouver au seuil de la chorée des traces de l'infection ».

« Son allure spéciale ne lui vient d'aucun microbe spécifique. Elle peut dépendre d'agents infectieux divers. Ce qu'il importe d'affirmer, c'est que l'infection n'aura cette détermination nerveuse que chez les prédisposés ».

HISTORIQUE DES TRAITEMENTS DE LA CHORÉE

Nous allons passer en revue les divers traitements de la chorée, ne nous arrêtant que sur ceux qui paraissent avoir produit une action vraiment appréciable, où sur ceux nouvellement adoptés. Bien des hypothèses ont été émises sur le traitement de la chorée et chacune d'elles a nécessité une série de médicaments ; le nombre en est si élevé que nous pourrions presque dire qu'ils ont été tous employés.

Sydenham, à qui l'on doit le premier des vues vraiment justes sur la chorée, lui applique les deux grands remèdes de cette époque, saignée et purgation les faisant suivre de toniques.

La saignée disparaît, mais les purgatifs sont de nouveau employés par Hamilton en Angleterre, Guersant et Blache en France.

Aux purgatifs, Cheine substitue les vomitifs, et nous arrivons à l'emploi du tartre stibié avec Rasori, professeur à Milan ; le premier qui ait tenté cette médication en France est Laennec.

En 1858, Gillette emploie la méthode de Laënnec quelque peu modifiée.

Pendant trois jours il administre 20, 30, 40, 60 centigrammes d'émétique. Trois jours de repos et 25, 50, 75 centigrammes pendant trois jours encore.

Cette méthode consiste à donner l'émétique par séries de trois jours jusqu'à la guérison. On est ainsi amené à pouvoir prescrire 1 gr. 50 de tartre stibié, en administrant au début des doses proportionnées à l'âge et à la constitution du sujet.

L'émétique agit dans la chorée mais son action est lente, d'après les statistiques relevées dans la thèse de Bonfils en 1858 et d'après l'opinion de Barthez son efficacité ne se fait vraiment sentir qu'à la période de déclin.

Ces résultats sont peu encourageants si on songe aux dangers de ce médicament, à son action sur le muscle cardiaque et aux phénomènes graves d'intolérance qui peuvent se produire surtout chez les enfants.

On a utilisé, sans beaucoup de succès d'ailleurs les propriétés antispasmodiques de la belladone.

L'opium préconisé par Jaccoud est particulièrement mal supporté par les enfants.

Strychnine. — La noix vomique fut employée surtout par Trousseau (1841) à doses croissantes « assez élevées pour produire des raideurs ». Trousseau prescrivait d'abord des pilules de 0 gr. 01 d'extrait de noix vomique, mais il préféra bientôt le sulfate de strychnine et formula :

Julep gommeux	100 gr.
Sulfate de strychnine.	0 gr. 05

L'enfant reçoit le matin une cuillerée à café de sirop, on attend une heure et demie, s'il n'y a pas eu de raideurs une deuxième cuillerée, une heure et demie après une troisième cuillerée, et ainsi de suite jusqu'à ce que les raideurs se manifestent. On a pu arriver ainsi à des doses telles que trois et six centigrammes.

Son action est lente, son administration exige presque la présence du médecin, car les accidents sont redoutables si on ne surveille pas attentivement après chaque dose l'apparition des phénomènes d'intoxication. La règle est de s'arrêter aussitôt que l'enfant ressent quelques raideurs ou même quelques engourdissements et c'est dans ce fait que réside la grande difficulté.

Le bromure de potassium a été utilisé avec succès en 1864 par Gallard, Vulpian, recommandé par M. Germain Sée. Il demande une application longtemps prolongée, des doses assez élevées et mal supportées par les enfants chez qui il provoque souvent l'hébétude et l'anémie. Ce dernier fait seul suffit donc pour le proscrire.

Les traitements qui vont suivre ont été rarement employés seuls mais toujours associés à d'autres médications.

Gymnastique et bains sulfureux.

Les premiers qui aient employé la gymnastique sont les moines et les prêtres chargés du traitement religieux de la danse de Saint-Guy. Récamier faisait faire à ses malades des mouvements cadencés, mais la gymnastique a presque toujours été combinée avec l'usage des bains sulfureux.

Ils furent conseillés à l'hôpital des enfants par Baudelocque, Guersant et Blache.

« Ce traitement se compose d'une cure régulière de bains donnés tous les jours pendant 20 à 25 jours, d'exercices gymnastiques pratiqués une ou deux fois par jour pendant un temps qui varie suivant l'âge et la force des malades et consistant surtout en mouvements divers exécutés en mesure » (*Traité des maladies de l'enfance*, Barth, p. 460).

Le fer et le quinquina ne sont guère employés qu'à la période de déclin, le plus souvent pendant l'application des bains sulfureux ou comme adjuvant dans le traitement des ventouses sèches (J. Simon).

Les pulvérisations d'éther le long de la colonne vertébrale (Lubelski. *De l'électricité, courants induits, courants continus*).

Nous arrivons alors aux traitements récents ou à d'autres plus anciens employés d'une façon particulièrement méthodique.

Chloral. — Bouchut donnait le chloral à la dose de 3 grammes le matin et 4 grammes à midi, mais il apporte peu de confiance à cette médication. M. le professeur Jeoffroy en 1879 institue ce traitement et s'en sert d'une façon systématique dans tous les cas de chorée.

En 1885, Saric dans sa thèse inspirée par M. le professeur Joffroy nous donne l'application de ce traitement.

Au-dessous de 10 ans, 4 grammes de chloral en trois prises administrées après le repas. On continue jusqu'à ce que l'amélioration approche de la guérison. Chez les enfants de 7 à 8 ans 2/3 ou 1/2 de la dose.

« On doit suivre ce mode de traitement avec persistance pendant 15 jours, un mois ou même davantage sans interruption, tenant ainsi l'enfant endormi 12 à 14 heures par jour en plusieurs fois » (Th. Saric).

L'effet de cette médication est assez rapide mais elle a à son actif de nombreux insuccès (Cadet de Gassicourt), et enfin le chloral très souvent mal supporté par les enfants est dangereux chez les cardiaques.

L'antipyrine fut employée pour la première fois par Wolner de Munich. Cet auteur nous rapporte l'observation d'un cas de chorée chez une petite fille âgée de 16 ans, traitée par le bromure de potassium sans succès. C'est alors qu'il eut l'idée de lui prescrire l'antipyrine à la dose de 3 grammes par jour. Sous l'influence de cette médication la guérison eut lieu au bout de 12 jours (*Wunchener med. Wochenschr.*, 1867, n° 5).

En 1888 le Dr Lillienfeld (*Therapeutische Monatshefte*, n° 4), est amené à donner l'antipyrine de la façon suivante. Une fillette âgée de neuf ans atteinte d'une chorée intense est traitée par des médications variées. Un jour elle a de la fièvre on lui donne de l'antipyrine, mieux immédiat.

En France, Charles Legroux (1888), s'appuyant sur une communication faite par Robin à l'Académie de médecine (séance du 6 décembre 1887) au sujet de l'antipyrine, se servit de ce médicament dans le traitement de la chorée.

La même année parut la thèse de son élève Texier.

Le mode d'administration de ce médicament est le suivant. On commence en général par 0 gr. 50 par jour et on arrive rapidement à la dose de 3 grammes. Cette dose journalière est nécessaire pour obtenir une action efficace et est bien supportée par les enfants.

Moncorvo (*Rev. génér. de cliniq. et Thérap.* 1889, p. 576), élève la dose jusqu'à 7 grammes par jour.

Après la communication de Legroux et la thèse de Texier cette méthode est presque généralement acceptée et se substitue à toutes les autres.

En 1889, Louis Ardelin (Thèse de Bordeaux) apporte de nouvelles observations de chorées guéries par l'antipyrine. Il donne le médicament à la dose de 3 grammes par jour.

Il conclut ainsi : « Pour nous toutes les médications employées autrefois contre la chorée sont restées presque inefficaces, ou ont exigé un traitement très long. »

En 1891 (*Malad. de l'Enfance*, p. 251), Charles Leroux groupe par séries une centaine d'observations d'enfants choréïques traités par l'antipyrine, un certain nombre ont retiré des effets très favorables et assez rapides de cette médication.

Dans 60 cas seulement l'enfant a été observé jusqu'à guérison complète et souvent longtemps après.

19 cas. —	Durée de la maladie........	33 jours
	Traitement................	21 jours
7 cas. —	Favorables.	
	Durée de la maladie.........	55 jours
	Traitement................	43 jours
7 cas. —	Assez favorables.	
	Durée de la maladie.........	68 jours
	Traitement................	49 jours

Dans le reste des cas l'antipyrine a peu réussi.

Dans ces 60 cas il faut noter 36 cas de récidives en quelques semaines ou quelques mois et en général plus rebelles à l'antipyrine.

Les troubles digestifs sont peu fréquents avec les doses légères mais avec les doses fortes ils se produisent rapidement, il font cesser le traitement, ce qui amène aussitôt la reprise des mouvements.

M. Ollivier (*Bull. de l'Académie de médecine*, 14 fév. 1888) ne partage pas l'enthousiasme manifesté pour l'antipyrine. « S'il est vrai que chez certains enfants, l'administration de deux à trois grammes d'antipyrine prolongée pendant huit ou dix jours amène une sédation notable des symptômes, sans toutefois jamais les faire disparaître, chez d'autres, au contraire, les effets sont nuls ou presque nuls, alors que la dose est portée à 3 gr. 50, 4 grammes et 5 gr. 50 ».

Chorée grave guérie rapidement par l'antipyrine (Leuremain. *Lyon médical*, 11 mars 1888).

Chorée infantile traitée par l'antipyrine (*Province médic.*, 7 avr. 1888. Huchard. *Revue de cliniq. et thérap.*, 1888).

L'exalgine agit d'une façon analogue. Moncorvo (*Bull. gén. thérap.*, 1893) l'a le premier employée.

HISTORIQUE DU TRAITEMENT PAR L'ARSENIC

L'emploi de l'arsenic dans la chorée remonte à la fin du siècle dernier, le premier qui, dit-on, l'employa, fut Alexander. Mais cette médication n'est vraiment bien connue que depuis le fait consigné par Martin (*Transactions médico-chirurg. de Londres*).

En Angleterre, les travaux de Babington, Stones, Graves et Pereira.

En Allemagne, ceux de Basedow, Steinhal, Hénoch, les *Leçons cliniques* de Romberg (*Klinisch Ergebnisse*, 1846) firent rapidement connaître ce mode de traitement.

En France, c'est seulement depuis les publications de Guersant (*Union médicale*, juillet 1847), Roger, Aran, Gillette et Gellé, que cette médication se répandit en France. Elle eut alors un grand succès, et la thérapeutique de la chorée fit par ce fait un grand progrès.

M. Germain Sée, dans un article paru en 1849, s'élève violemment contre les exagérations qui ont été commises au sujet de l'arsenic, il le condamne absolument, le considérant comme dangereux dans son emploi et le plus

BIBLIOTHÈQUE NATIONALE R.F. IMPRIMÉS

souvent sans résultat. Il ne peut admettre les statistiques favorables des auteurs et surtout celles de Relse qui dit l'avoir employé dans 200 cas avec succès.

Cette opinion d'un maître dont le nom fait autorité en cette matière nous paraît injuste envers l'arsenic. Les succès sont indéniables, ses dangers faciles à éviter par un emploi méthodique.

En 1859, Aran ajoute à son observation datant de 1850, de nombreux faits nouveaux. Il proclame l'arsenic, un médicament réussissant souvent dans la chorée, qui devrait toujours être essayé, quitte à l'abandonner s'il ne survient pas d'amélioration.

Il donne deux à trois milligrammes pour commencer aux sujets de 7 ans et recommande surtout l'augmentation rapide des doses afin d'arriver en quatre ou cinq jours à un centigramme, un centigramme et demi chez l'enfant, deux centigrammes à trois centigrammes chez l'adulte. Il craint moins l'intoxication et beaucoup d'auteurs l'ont répété après lui, en donnant des doses rapidement croissantes qu'à doses fractionnées longtemps prolongées.

Wannebrouk de Lille (*Bulletin médical du Nord*, 1862) emploie l'acide arsénieux en solution.

Le Dr Gillette emploie l'arseniate de soude dans les chorées rebelles en commençant par deux milligrammes et en augmentant jusqu'à six milligrammes, dose presque maximum (Thèse de Gellé).

En 1860, Long, dans sa thèse sur la valeur comparative du tartre stibié et de l'arsenic dans le traitement de la chorée, donne les heureux résultats obtenus avec l'arsenic par Bouchut à l'hôpital Sainte-Eugénie (Thèse, 1876).

Hubert Guérin passant en revue les différents traitements de la chorée, termine par l'arsenic. Il adopte la méthode employée par Archambault qui consiste à donner de l'acide arsénieux à la dose de quatre à six milligrammes pour commencer et à s'élever progressivement jusqu'à la dose de vingt milligrammes si on ne voit survenir aucun signe d'intolérance.

Jusqu'à cette époque, l'arsenic tient déjà et à juste titre, une grande place dans la thérapeutique de la chorée, mais son emploi n'a pas encore de règles fixes et par ce fait produit des effets plus ou moins favorables. Les uns, comme Gillette, l'emploient à petites doses. Les autres, disciples d'Aran, s'en servent à doses croissantes, mais souvent avec timidité et n'osant guère s'élever au-dessus de 20 milligrammes.

Enfin, nous arrivons à M. Siredey qui nous apporte sur ce médicament une étude complète et des règles précises.

Ces règles bien comprises donnent des résultats très heureux et font de l'arsenic le premier médicament contre la chorée.

M. Siredey (Thèse de Pomel, 1879) emploie l'acide arsénieux sous forme de liqueur de Boudin à doses massives, en ayant soin de surveiller attentivement le malade. La saturation s'indique par des vomissements et de la diarrhée, accidents peu graves et qui disparaissent avec la suspension du médicament pendant un jour ou deux, et souvent avec la diminution seule de la dose.

Chez l'adulte on peut commencer par dix grammes de liqueur de Boudin en augmentant chaque jour progressivement de cinq grammes.

Chez les enfants de 8 à 10 ans, on donne deux à quatre grammes et on monte progressivement de deux grammes chaque jour.

La dose d'arsenic est ainsi augmentée jusqu'aux vomissements, à ce moment on a atteint la limite de tolérance.

A la suite des travaux de M. Siredey et de la thèse de son élève Pomel (1879), l'arsenic est de nouveau remis en honneur en France, employé par les uns sous forme de liqueur de Fowler en dissolution ou en injections sous-cutanées (H. Guérin, thèse de Lyon, 1879), par les autres sous forme d'arséniate de soude, Bouchut (clinique de l'hôpital des Enfants-Malades, 1879, page 120). « Pour les cas rebelles, j'ai eu recours à l'arsenic sous la forme d'arséniate de soude. On l'emploie en commençant par cinq milligrammes et en montant progressivement jusqu'à dix, quinze et vingt milligrammes. Je n'ai pas eu d'accidents et quelques chorées ont paru céder rapidement à cette médication ».

En 1880, dans sa thèse, M. Brou de Launière, élève de M. Bouchut, regarde l'arsenic comme une excellente médication et dit n'avoir jamais vu aucun accident.

En 1883, Ollive, étude sur chorée molle, conseille l'arsenic comme le meilleur traitement.

Pigenet, en 1886 (Th. de Paris), parlant de l'arsenic, nous dit que sous l'influence de cette médication, on voit un enfant pâle reprendre des couleurs, manger avec plus d'appétit, engraisser rapidement, en même temps que les mouvements choréïques sont considérablement diminués. En général, 15 à 20 jours de traitement suffisent.

Nous relevons dans le « *Practionner* » 1886, les opinions de Cheadle.

Dans les cas légers, l'expectation, les calmants, le repos. Si la maladie se prolonge, il fait appel à l'arsenic. Sur 167 cas de chorée cette intervention thérapeutique a eu pour effet d'abréger la maladie, d'en limiter la durée à 26 jours environ, tandis qu'avec les autres spécifiques, cette durée n'était réduite qu'à 30 jours en moyenne.

L'inconvénient principal de cette médication est la provocation de troubles gastriques que M. Cheadle combat en suspendant l'administration du médicament et en administrant le calomel à doses purgatives.

En 1888, Cormig préconise le traitement de la chorée par le repos et des doses graduellement croissantes d'arsenic (*N. Y. méd. Record.* 7 janv. 1888).

En 1887-1888 paraissent les premiers essais sur l'antipyrine dans le traitement de la chorée, ce médicament fait alors l'objet de toutes les études et prend une telle supériorité que l'arsenic semble tomber dans l'oubli. En France nous ne le trouvons plus que mentionné dans les traités.

En Angleterre, il subsiste encore. Le Dr Murray, médecin à l'hôpital des Enfants-Malades à Newcastle-on-Tyne, emploie l'arsenic dans les cas d'asthme et de chorée. Il tient, dit-il, le traitement de Ralph Linton très renommé autrefois pour ses cures merveilleuses de la chorée. Son traitement consistait à administrer l'arsenic à doses très rapidement croissantes.

Depuis 20 ans, il n'a rencontré qu'un seul cas ayant résisté à l'arsenic.

Quantité minima, quinze gouttes de liqueur de Fowler à prendre par jour et en trois fois au moment des repas.

En Allemagne, Ziemssen prescrit l'arsenic dans tous les cas de chorée et à doses doubles de celles données dans les livres classiques.

En Amérique, Segu'n et les médecins américains emploient la liqueur de Fowler à doses rapidement croissantes.

ÉTUDE COMPARATIVE DES DIVERS TRAITEMENTS DE LA CHORÉE

Nous avons cru utile, dans l'intérêt de notre sujet, de donner un chiffre moyen sur la durée de la chorée non traitée, sur sa durée avec divers traitements et de comparer l'arsenic et l'antipyrine.

Durée de la chorée normale non traitée.

La durée de la chorée normale est difficile à établir, il nous est rarement donné de voir des enfants dont la chorée ait évolué sans aucun traitement et difficile de fixer exactement la période du début. Les opinions à ce sujet sont des plus diverses. Nous nous appuyerons cependant sur les statistiques de divers auteurs pour en déduire un chiffre moyen de la durée de cette maladie.

Dufossé..................	57 jours
G. Sée...................	69
Hillier..................	70
Wicke....................	89
J. Simon.................	90
Barthez..................	30 à 60 le plus souvent 60 à 90 ensuite.
Gray.....................	6 à 20 semaines.
Cadet de Gassicourt.......	60 à 90 jours.

La durée moyenne de la chorée normale, non traitée, sera donc pour nous de 76 jours environ.

Durée de la chorée par divers traitements.

Emétique...........	24 j.	(Th. Gellé)
Bains sulfureux.....	56 j.	
Strychnine.........	50 j.	
Chloral............	25 j.	(Relevé des observ. de la thèse de Saric).
Gymnastique.......	34 à 39 j.	
Sulfate d'ésérine.....	34 j.	(*Un. médic.* 24 fév. 1888).
Sulfate de zinc......	44,6	
— de fer.......	44,2	(Stone. *Med. Times aud Gazette*, 59.

L'antipyrine d'aprés les observations de M. Legroux donne un chiffre moyen de seize jours de traitement.

M. Texier dans sa thèse apporte une moyenne d'environ 19 jours.

M. Ardeber dans sa thèse de Bordeaux. Chiffre moyen 9 jours.

Ce qui fait une moyenne de traitement de 15 jours.

A côté de ces trois données, nous plaçons les résultats obtenus par M. Leroux au dispensaire et portant sur 60 cas de chorée traités par l'antipyrine et suivis entièrement.

Dans les cas considérés comme très favorables : 21 jours de traitement.

Dans les cas favorables : 43 jours.

Dans les cas assez favorables : 49 jours.

La moyenne de ces trois chiffres donne une durée de : 37 jours.

Pour l'arsenic, nous ne tiendrons compte que des observations ayant trait à des chorées traitées par la méthode de Siredey. Nous nous appuyerons donc en grande partie sur la thèse de Pomel et sur quelques observations recueillies dans d'autres auteurs.

Thèse de Pomel : 10 observations.

Durée moyenne : 24 jours.

Thèse de Pigenet, 1886.

Durée moyenne : 15 à 20 jours.

Cheadle : 26 jours, moyenne tirée de 167 cas (*The practionner*, 1886).

ANTIPYRINE ET ARSENIC

Nous allons essayer dans ce chapitre de mettre en parallèle le traitement de la chorée par l'antipyrine et par l'arsenic.

Durée du traitement : Si nous nous reportons aux statistiques données plus haut, nous trouvons pour MM. Legroux, Texier et Ardeler, une moyenne de 15 jours de traitement. Mais ces résultats, que nous considérerons comme très favorables le sont moins dans les 60 cas observés par M. Leroux. Nous obtenons une moyenne de 37 jours.

Plusieurs observations relevées dans le service de M. Grancher nous donnent les résultats suivants (Ann. 1893 et 1894).

Obs. 1. — Enfant 12 ans 1/2. Entré le 6 mars 1894. Sort après 21 jours de traitement. Amélioration.

Obs. 2. — Enfant 10 ans 1/2. Entré le 4 septembre 1893. Traitement 25 jours. Sort guéri.

Obs. 3. — 13 ans 1/2. Entré le 22 janvier 1894. Rhumatisme. Sort 26 février, amélioration après 35 jours de traitement (2e atteinte).

Obs. 4. — 8 ans. Entré le 24 novembre 1893. Troisième atteinte en deux ans. Traitement 20 jours.

Le 20 novembre Rechute. — Traitement 20 jours.

Obs. 5. — 7 ans 1/2, 25 juillet 1893. Chorée datant de un mois. Traitement, 12 jours.

Rentre le 14 août. Sort le 22 août en bon état.

Obs. 6. — 13 ans 1/2. Entre le 22 octobre 1894.

Traitement 34 jours.

Obs. 7. — 12 ans. Entre le 15 octobre 1894. Sort amélioré apres 35 jours du traitement.

Obs. 8. — 12 ans. Entré le 5 novembre 1894. Sort amélioré après 28 jours de traitement.

La durée du traitement peut être considérée dans ces huit observations comme étant de 27 jours. Cependant nous comprenons ici des cas où l'enfant n'est sorti qu'amélioré.

L'arsenic paraît nous donner des résultats beaucoup plus constants. La durée moyenne du traitement varie entre 18, 24 et 26 jours (Thèse de Pomel et de Pigenet, 167 cas de Cheadle). Par nos observations personnelles nous arrivons à 23 jours.

L'antipyrine produit certainement souvent des effets

rapides, mais de nombreuses observations nous prouvent qu'elle agit souvent aussi avec une extrême lenteur et que d'autres fois enfin elle est absolument innefficace.

Ce qui nous a frappé surtout dans nos recherches c'est le nombre assez grand de rechutes rapides qui ont succédé à ce mode traitement, rechutes le plus souvent rebelles à l'antipyrine. M. Leroux, dans ses 60 observations, note 36 récidives en quelques mois, en quelques semaines.

Dans les observations prises dans le service de M. le professeur Grancher, sur huit cas trois rechutes en quelques semaines.

D'après ces faits nous croyons pouvoir dire que l'antipyrine agit surtout dans les premières atteintes de chorée et dans les chorées intenses dont elle peut diminuer rapidement l'intensité, mais que les rechutes à brève échéance sont fréquentes.

L'arsenic par le peu de divergence de ses résultats nous paraît agir beaucoup plus sûrement que l'antipyrine et cela surtout dans les chorées anciennes, là où tous les autres médicaments paraissent avoir échoué.

Nous n'avons pas eu d'insuccès dans nos observations et l'amélioration s'est toujours produite dans le même temps environ.

Quant aux accidents que l'on peut reprocher à l'un où l'autre traitement nous n'en avons relevé aucun cas.

OBSERVATIONS

Observation I (personnelle).

Enfant de 12 ans 1/2, entrée le 28 janvier 1895. Service de M. le professeur Grancher, salle Parrot, lit n° 6.

Antécédents héréditaires. — Père bien portant. Mère bien portante ; un peu nerveuse. Quatre autres enfants, tous bien portants.

Antécédents personnels. — Cette enfant a été nourrie au sein par sa mère jusqu'à 13 mois.

Elle a marché à 12 mois. La dentition s'est bien faite.

Elle a eu la rougeole. Pas de scarlatine ni de variole. Pas de rhumatisme.

Le cœur est sain.

Il y a 29 mois elle a été soignée à l'hôpital Trousseau pour une première atteinte de chorée. Elle est sortie guérie après deux mois de séjour dans cet hôpital.

Le 24 janvier 1895 la mère remarque chez son enfant les mêmes mouvements désordonnés que lors de la première chorée. Ces mouvements ne faisant qu'augmenter décident la mère à amener sa fille à l'hôpital.

Le 28 janvier. — On remarque que les deux mains sont agitées de mouvements incessants.

Les bras sont projetés en différents sens et se contournent sur eux-mêmes par des mouvements rapides de pronation et de supination. L'épaule se soulève et s'abaisse brusquement. La tête se tourne de droite à gauche. La figure est grimaçante, la parole embarrassée.

L'intelligence est conservée.

Les membres inférieurs accomplissent des mouvements rapides de flexion et d'extension. La marche est difficile, et en marchant la malade semble polker.

Les bruits du cœur sont normaux.

La sensibilité est intacte.

Les réflexes ne sont pas exagérés.

Le sommeil est conservé.

Diagnostic. — Chorée simple de moyenne intensité.

Traitement. — Liqueur de Boudin, 6 grammes.

Le 29 janvier. — 8 grammes de liqueur de Boudin.

Le 30 janvier. — 10 grammes. Pas d'amélioration.

Le 31 janvier. — 12 grammes. On note une élévation de température, 38°,5.

Le 1er février. — 14 grammes de liqueur de Boudin.

La température est à 37°. Les mouvements sont moins violents. Il est facile de faire tenir à la petite malade ses deux mains croisées et immobiles sur la poitrine. Elle peut toucher sans hésitation son nez avec son index droit ou gauche. Cependant la parole est toujours un peu embarrassée.

L'appétit est bon.

Le 2 février. — 16 grammes de liqueur de Boudin.

Le 3 février. — 18 grammes.

Le 4 février. — 20 grammes.

Le 5 février. — 22 grammes. On observe une plus grande amélioration. Les mouvements volontaires sont diminués. Le côté droit est presque immobile.

Le bras gauche a encore des mouvements très appréciables.

Si on fait marcher la malade, on n'observe plus que de légers mouvements de flexion des jambes. La figure est toujours un peu grimaçante. La parole ne présente plus aucun embarras.

Les jours suivants on continue à augmenter les doses de liqueur de Boudin.

Le 10. — On arrive à 30 grammes.

Le 12 février. — On remarque un mieux sensible dans l'incoordination. Cependant il y a eu des vomissements la veille et une légère élévation de température. On ne donne que 26 grammes de liqueur.

Le 14 février. — Il n'y a plus de vomissements. Mais l'état de la malade n'étant pas encore satisfaisant, on revient à 28 grammes de liqueur de Boudin et le 20 février on en donne 36 grammes.

Ce jour-là, il ne reste plus aucun mouvement choréïque ; les bras et les jambes sont immobiles. Il y a de l'herpès aux lèvres.

Dès le lendemain 21, on diminue progressivement les doses du médicament pour arriver le 2 mars à 0.

Pendant tout ce temps, les mouvements n'ont pas reparu et la malade est sortie guérie.

Nous sommes, dans cette observation, en présence d'un cas de chorée de moyenne intensité (2e atteinte), ayant demandé 33 jours de traitement, mais pouvant être considérée comme guérie le 20 février, c'est-à-dire au vingt-troisième jour. La première atteinte soignée à l'hôpital Trousseau avait duré deux mois. Il serait donc logique d'admettre que l'arsenic n'a pas été sans influence sur la moindre durée de la deuxième atteinte.

Observation II (personnelle).

Garçon âgé de 11 ans. Entré le 31 décembre 1894. Service de M. le professeur Grancher. Salle Bouchut. Lit n° 18.

Antécédents héréditaires. — Père très bien portant. Mère rhumatisante ; très nerveuse ; elle a eu des crises de nerfs vers l'âge de 24 ans.

Antécédents personnels. — Cet enfant a eu la rougeole. Il n'a jamais eu de douleurs articulaires, ni la scarlatine, ni la variole.

Il entre à l'hôpital pour une chorée avec prédominance du côté droit.

Les mouvements ont commencé il y a huit jours.

Les bras et les jambes sont animés de mouvements involontaires, plus marqués du côté droit.

Il existe un peu d'embarras de la parole.

Le visage est un peu grimaçant.

De plus, le malade se plaint de voir double de temps en temps, et cela depuis trois mois environ.

Ces accès durent peu de temps, mais se renouvellent en moyenne deux ou trois fois par jour.

Il y a eu un peu d'hypéresthésie généralisée.

Traitement. — Liqueur de Boudin. Vingt gouttes.

Du 1er au 10 janvier. — La liqueur de Boudin est augmentée par très petites doses jusqu'à 4 grammes, sans amélioration.

A partir du 11 janvier, on augmente la dose de deux grammes par jour.

Le 29 janvier. — 26 grammes de liqueur de Boudin. Amélioration très sensible. Tous les troubles de la vue ont disparu. La parole est nette.

Le 31 janvier. — 30 grammes de liqueur de Boudin. On n'observe plus que quelques mouvements très légers.

L'enfant se plaint un peu de mal de gorge. L'amygdale droite est un peu grosse et rouge. Température 37°,9.

Le 1er février. — On commence à diminuer les doses du médicament : 28 grammes.

Le 5 février. — 22 grammes. L'angine a disparu.

Le 6 février. — La température est à 38°,3. De plus, l'enfant présente du malaise, de la céphalalgie, la langue un peu blanche, symptômes qui font penser à la grippe dont un certain nombre de cas existent dans la salle.

On cesse l'administration de l'arsenic.

Le 7 février. — 38°,4. La guérison de la chorée continue.

Le 13 février. — La fièvre a cessé. Le traitement n'a pas été repris. Mais l'enfant va très bien. Il exécute tous les mouvements voulus avec précision.

Le 18 février. — Il sort absolument guéri.

Observation III (personnelle).

Petite fille âgée de 10 ans. Entrée le 28 janvier 1895 dans le service de M. le professeur Grancher, salle Parrot, lit n° 7.

Antécédents héréditaires. — Père rhumatisant, mort d'une maladie de cœur. Il avait eu la chorée dans sa jeunesse.

Mère bien portante.

Deux autres enfants mais d'un autre père, sont bien portants.

Antécédents personnels. — Rougeole à 2 ans 1/2 ; bronchite consécutive. Pas de scarlatine ni de variole. Enfant un peu nerveuse et capricieuse.

Il y a huit jours la mère s'est aperçue qu'en mangeant, sa fille avait des mouvements brusques et saccadés et qu'elle faisait constamment des grimaces. Cet état ayant continué à augmenter l'enfant est amenée à l'hôpital.

Le 29 janvier. — Le bras droit accomplit de grands mouvements de circumduction. L'épaule droite se soulève brusquement. La figure est grimaçante. La commissure des lèvres droites est violemment attirée en dehors.

Les membres inférieurs sont animés de mouvements incessants. Le pied droit constamment se fléchit et s'étend. Si l'enfant veut marcher, elle le fait par saccades, sa jambe droite se fléchit ou bien vient se placer devant la gauche.

Le côté gauche est à peu près sain ; il y a quelques mouvements choréïques, mais peu marqués.

Il n'existe pas d'embarras de la parole.

Pas de troubles du côté de l'appareil de la vision.

La sensibilité est intacte.

Pas de troubles de l'intelligence.

A l'examen du cœur, on constate un léger souffle à l'artère pulmonaire.

Traitement. — Liqueur de Boudin, 4 grammes. Les jours suivants on augmente régulièrement de deux grammes par jour, et on n'a aucun accident, mais aussi aucune amélioration sensible à noter.

Le 4 février. — 16 grammes de liqueur. La malade est moins agitée. Elle porte maintenant son verre à la bouche, avec la main droite, sans hésitation, mais elle l'y maintient encore mal. Elle marche encore difficilement mais mieux cependant.

Le 5 février. — On oublie de donner la potion.

Le 6 février. — 18 grammes.

Le 7 février. — 20 grammes. Grande amélioration. On fait lever la malade ; ses jambes ne s'accrochent plus en marchant, comme les jours précédents. Elle peut se servir de sa main droite pour manger. Elle remonte seule sur son lit, ce qu'elle ne pouvait faire auparavant.

Le 11 février. — 26 grammes de liqueur de Boudin.

Le 12 février. — 20 grammes. La dose est diminuée parce qu'il s'est produit de la diarrhée et des nausées.

La guérison étant presque complète, nous ne nous trouvons plus dans la nécessité de donner des doses fortes.

Cependant le 15 février l'enfant prend encore 26 grammes de liqueur de Boudin. A partir de ce jour, comme nous la trouvons absolument immobile dans son lit, nous diminuons rapidement la dose, et le 17 février, la malade quitte l'hôpital en bon état.

Observation IV (personnelle)

Fille de 12 ans 1/2, entrée le 24 janvier, salle Parrot.

Antécédents héréditaires. — Père mort d'accident. Mère bien portante.

Deux autres enfants sont morts, le premier de tuberculose, le second à la naissance.

Antécédents personnels. — Nourrie au biberon. A marché à 14 mois et a été sevrée à 17 mois. La dentition s'est bien faite ; n'a jamais eu de convulsions.

Elle n'a eu ni la rougeole, ni la scarlatine, ni la variole.

Pas de rhumatisme.

Le cœur n'offre rien de particulier.

A l'âge de six ans, cette enfant a eu la chorée. Cette chorée est attribuée par la mère à une peur très vive qu'aurait eue son enfant.

Une deuxième atteinte de chorée à l'âge de 11 ans. Nous n'avons pu avoir de renseignements sur les traitements suivis ; la mère nous dit cependant que sa fille a été chaque fois malade plus d'un mois.

La maladie actuelle a débuté il y a trois semaines par de la brusquerie et de l'incoordination des mouvements.

L'état de la malade n'a fait que s'aggraver jusqu'au jour où elle est entrée à l'hôpital.

Le 24 janvier. — La face est animée de mouvements incessants. Les yeux s'agitent en tous sens. La commissure des lèvres est attirée convulsivement, tantôt à droite, tantôt à gauche. La langue sort et rentre dans la bouche convulsivement.

Le bras droit accomplit des mouvements de circumduction qui existent aussi du côté gauche, mais un peu moins étendus.

Les doigts accomplissent séparément et à tout instant des mouvements de flexion et d'extension.

Les deux jambes s'agitent peu. La marche se fait sans difficulté.

L'intelligence paraît intacte, si l'on peut en juger d'après les réponses faites à nos questions.

La force musculaire est diminuée à droite. Au dynamomètre : 20 du côté droit, 27 du côté gauche.

L'appétit et le sommeil sont conservés.

Diagnostic. — Chorée de moyenne intensité plus accentuée du côté droit que du côté gauche.

Traitement. — Liqueur de Boudin : 6 grammes.

Le 27 janvier. — 12 grammes. On note une légère amélioration.

Le 29 janvier. — 16 grammes. Les mouvements choréïques sont beaucoup diminués. Les divers mouvements que nous lui faisons exécuter : nouer les cordons de sa camisole, porter un objet à ses lèvres, elle les fait sans hésitation.

Dès cette époque, nous aurions pu commencer à diminuer les doses d'arsenic, si nous n'avions été prévenus par la surveillante de la salle que lorsque l'enfant était seule, ou à ses jeux, elle avait encore des mouvements incoordonnés assez violents. Plusieurs fois du reste nous nous sommes rendus compte de ce fait par nous-mêmes.

Le 31 janvier. — On donne 20 grammes de liqueur de Boudin. La malade est tout à fait immobile. La figure n'est plus grimaçante. Les bras et les jambes ne font plus de mouvements involontaires.

Du reste notre petite malade travaille dans la journée à ses travaux d'aiguille.

Elle s'habille seule et sans difficulté. Mais souvent dans la journée, lorsqu'elle joue ou lorsqu'elle est sous le coup d'une légère émotion, quelques mouvements réapparaissent.

Le 3 février. — On donne encore 24 grammes de liqueur, mais la guérison peut être considérée comme définitive, et dès ce jour nous donnons les doses décroissantes, 20 grammes 12 grammes, 6 grammes, et le 10 février nous cessons tout traitement.

Dans cette observation, l'arsenic semble avoir eu une action manifeste sur la marche de la chorée. Il est vrai que la durée de la maladie a été de cinq semaines, mais il est à remarquer que l'enfant est restée trois semaines sans soins chez ses parents, et que cinq jours après son entrée à l'hôpital, c'est-à-dire au cinquième jour du traitement, son état était très amélioré et que au dixième jour elle pouvait être considérée comme guérie.

OBSERVATION V (personnelle).

Garçon, âgé de 7 ans 1/2, entré le 12 novembre 1894 dans le service de M. le professeur Grancher, salle Bouchut, lit n° 5.

Antécédents héréditaires. — Père est bien portant.

La mère est bien portante aussi; elle n'a jamais eu de crises nerveuses ni de chorée ; elle n'est pas rhumatisante.

Une fausse couche.

Antécédents personnels. — Nourri au sein par sa mère jusqu'à 14 mois. Première dent vers le septième mois. A commencé à marcher à un an. A l'âge de 3 ans coqueluche. Pas de rougeole ni de scarlatine.

Depuis longtemps, la mère a remarqué que son enfant s'essouffle facilement et éprouve de la difficulté à monter les escaliers.

A l'examen du cœur on ne constate pas de bruits de souffle, mais un peu d'hypertrophie.

Pas de rhumatisme antérieur.

L'enfant est nerveux, capricieux, a un caractère difficile.

Il y a trois semaines cet enfant eut une attaque de rhumatisme articulaire qui atteignit d'abord le genou gauche, puis le coude du même côté. Soignée par le salicylate de soude, cette attaque est aujourd'hui à peu près disparue.

Huit jours après le début du rhumatisme, un médecin a diagnostiqué une chorée légère qui restait inaperçue pour les parents.

Depuis une semaine les mouvements choréïques n'ont fait que s'accroître. L'enfant peut à peine parler, il bégaye et ne peut articuler que des monosyllabes.

Les bras et les jambes sont très agités. La marche est complètement impossible. Les mouvements persistent pendant la nuit et empêchent le sommeil.

En quelques points de la colonne vertébrale, la pression détermine une légère douleur. Pas de signes d'hystérie.

Au cœur existe une arythmie très nette.

Diagnostic. — Chorée grave de par sa persistance pendant la nuit et de par l'état du cœur.

Traitement. — Cette chorée ayant suivi une attaque de rhumatisme, on préfère donner de l'antipyrine à la dose de 1 gramme. Le soir hydrate de chloral.

Le lendemain 13 novembre on donne 4 grammes d'antipyrine.

Le 14 novembre. — L'enfant dort bien la nuit, mais dans la journée les mouvements restent les mêmes.

Au cœur l'arythmie a disparu, le premier bruit à la pointe est un peu sourd.

21 novembre. — Antipyrine 3 grammes.

Il n'y a dans les mouvements choréïques aucune amélioration.

Les jours suivants on donne alternativement l'antipyrine et l'arsenic, sans résultat appréciable.

Le 11 décembre on donne de la quinine, sulfate de quinine : 25 centigrammes le matin et 25 centigrammes le soir.

Le lendemain 12 décembre l'état de la chorée est le même. On emploie alors la liqueur de Boudin dont on donne 3 grammes.

Le 16 décembre. — 6 grammes de liqueur de Boudin.

Le calme commence à apparaître, l'appétit est meilleur.

Le 20 décembre. — 12 grammes. Presque tous les mouvements incoordonnés ont cessé. Le malade peut tenir et porter facilement les objets à sa bouche, il mange seul.

Le sommeil est bon : l'appétit continue.

Le 23 décembre. — 18 grammes de liqueur de Boudin.

Le 24 décembre. — Il y a eu un vomissement la veille dans l'après-midi. Ce vomissement paraît dû à une indigestion, ce qui fait que l'on ne diminue pas la dose du médicament dont on donne 20 grammes.

A partir de ce jour on peut considérer le malade comme guéri, de sorte que dès le lendemain 25 décembre on diminue progressivement la dose de liqueur de Boudin : 18 grammes.

Le 28 décembre. — 12 grammes. L'enfant est moins calme que les jours précédents : quelques mouvements réapparaissent.

Le 29 décembre. — La température monte à 38°,7.

L'enfant offre des symptômes de grippe. A cause de cette température, et malgré quelques mouvements choréïques, on cesse l'administration d'arsenic.

Le 30 décembre. — La température est revenue à 37°,5 ; on donne 10 grammes de liqueur de Boudin.

Le 2 janvier 1895. — On arrive à 4 grammes et le 3 janvier l'enfant sort guéri.

Le 1er février suivant on nous ramène cet enfant chez qui ont reparu des mouvements choréïques, mais les parents refusent de le laisser à l'hôpital.

Nous rapportons cette observation, car elle nous montre que, malgré sa longue durée (67 jours), la chorée s'est amendée avec l'arsenic après avoir résisté à tout autre genre de traitement. Cependant comme la méthode d'application du médicament était encore indécise, nous n'avons obtenu qu'un succès relatif. Les mouvements se sont un peu reproduits le 28 décembre et la rechute a eu lieu après trois semaines, fait que nous n'avons pas remarqué dans nos autres observations.

OBSERVATION VI (personnelle).

Petite fille de 10 ans, entrée le 4 mars 1895, dans le service de M. le professeur Grancher.

Antécédents héréditaires. — Père irascible, nerveux, offre quelques symptômes d'alcoolisme, d'après les dires de la mère. La mère est d'une bonne santé.

Il y a cinq enfants morts en bas-âge de scarlatine et de croup.

Antécédents personnels. — Née à terme. Nourrie au sein. Elle a commencé sa dentition à 6 mois, elle n'a marché qu'à 16 mois et elle a eu la rougeole à l'âge de 6 ans.

Pas de rhumatismes. Rien au cœur.

Cette enfant est amenée à l'hôpital parce que depuis trois semaines ses bras et ses jambes sont toujours en mouvement, et qu'elle fait des grimaces les plus bizarres.

Elle parle assez franchement et répond bien à toutes les questions qui lui sont posées.

Les mouvements sont plus accentués du côté gauche ; elle ne peut se servir que de la main gauche pour manger et s'habiller ; quant à la marche, elle se fait assez facilement.

Le jour de son entrée, le 4 mars, elle prend 7 grammes de liqueur de Boudin.

La dose est augmentée régulièrement de deux grammes par jour, sauf le 8 mars, où l'on oublie la potion.

Le 16 mars. — 29 grammes de liqueur de Boudin.

Il ne s'est produit ni fièvre, ni vomissements, ni diarrhée et la malade peut être considérée comme guérie, car il ne reste plus que quelques rares mouvements.

A partir du lendemain 17 mars, nous diminuons tous les jours pour arriver à zéro le 28 du même mois. A cette époque, notre malade sort guérie de l'hôpital.

Nous voyons dans cette observation l'heureuse influence de l'arsenic qui a fait disparaître les mouvements choréiques après 12 jours d'administration. Nous voyons, en outre, que l'arsenic donné à doses progressivement et rapidement croissantes peut être très bien toléré.

Observation VII (personnelle).

Fille âgée de 7 ans, entrée le 4 mars 1895, salle Parrot, lit n° 17.

Antécédents héréditaires. — Le père est mort d'une maladie de cœur.

La mère est d'une bonne santé.

Il y a trois autres enfants bien portants.

Antécédents personnels. — Cette enfant est née à terme ; elle a été nourrie au sein ; elle a eu ses premières dents à 8 mois ; elle a marché à 13 mois ; elle a eu la coqueluche et la rougeole.

Pas de rhumatisme ; pas d'affection cardiaque.

L'année dernière l'enfant a eu une chorée légère se traduisant par quelques mouvements désordonnés et des contorsions de la face.

Ces symptômes étaient si peu accusés que les parents ne s'en sont nullement inquiétés, et ont gardé leur enfant chez eux sans lui faire suivre de traitement. Au bout d'un temps que l'on ne peut nous préciser, tout est rentré dans l'ordre.

Il y a un mois les mêmes symptômes de chorée se sont reproduits, mais plus intenses, et la mère conduisit sa fille à un dispensaire. On lui ordonna de l'antipyrine. Mais depuis le début, la maladie ne s'est en rien améliorée.

Au trentième jour de sa chorée, le 4 mars, la petite malade entre à l'hôpital, et dès le lendemain 5 mars, elle est soumise à un traitement arsénical. On lui fait prendre 6 grammes de liqueur de Boudin.

Du 6 mars au 14 mars, nous augmentons tous les jours de 2 grammes.

Dès le 10 mars, on note une amélioration très notable; le 14 mars la malade est calme, ce qui nous permet de diminuer.

Le 15 mars et les quatre jours qui suivent la malade prend par erreur une dose de 20 grammes de liqueur de Boudin.

Le 19 mars on revient à 18 grammes, et le 29 mars on cesse complètement l'administration de l'arsenic.

La malade sort guérie le lendemain.

Cette observation est à rapprocher de la précédente, en ce qui concerne l'action de l'arsenic qui modifie la chorée en dix jours, ce que l'antipyrine n'avait pu faire en un mois. De plus nous n'avons noté aucun phénomène d'intolérance dans tout le cours du traitement.

Observation VIII (personnelle).

Garçon de 11 ans, entré salle Bouchut, lit n° 7, le 25 février 1895.

Antécédents héréditaires. — Le père est bien portant. La mère et trois autres enfants sont également bien portants.

Antécédents personnels. — Nous ne pouvons obtenir difficilement que quelques renseignements. L'enfant a eu la rougeole et la coqueluche.

Il y a un mois, il a eu quelques douleurs dans les jointures, mais ces douleurs étaient peu prononcées et ont passé inaperçues pour la famille, l'enfant s'en plaignant à peine.

Il y a quinze jours, il commença à remuer, et ces mouvements se sont accrus très rapidement.

Aujourd'hui, il se présente avec des mouvements de bras et de jambes très violents.

Les bras projetés en différents sens, se contournent sur eux-mêmes par des mouvements rapides de pronation et de supination, d'abduction et d'adduction. S'il veut saisir un objet, il n'y parvient qu'après de nombreux mouvements qui semblent être de l'hésitation, et si enfin il le saisit, il ne peut le porter à sa bouche qu'après des gesticulations les plus grotesques.

Les épaules s'élèvent et s'abaissent, se projettent en avant puis en arrière avec rapidité.

Il est dans l'impossibilité de marcher : ses deux jambes sont trop agitées.

De temps à autre, il a aussi des mouvements de torsion ou de projection en avant du tronc.

La figure est grimaçante. La langue sort et rentre avec vivacité dans la bouche.

Le malade ne peut articuler qu'avec peine quelques mots, mais il semble bien comprendre tout ce qu'on lui dit.

Il ne dort qu'une moitié de la nuit, et pendant le sommeil les mouvements cessent.

Pas de paralysie.

Pas de troubles de la sensibilité.

Le cœur est sain.

Le 26 février. — 8 grammes de liqueur de Boudin.

Le 27 février. — 13 grammes.

Le 28 février. — La veille, l'enfant a eu trois selles diarrhéïques jaunes. On donne la même dose d'arsenic.

Le 29 février. — Il n'y a plus de diarrhée; la dose est augmentée.

Le 4 mars. — 19 grammes de liqueur arsenicale. Les mouvements sont moins intenses. Le malade parle assez facilement.

Le 6 mars. — 23 grammes. La diarrhée réapparaît.

Le 7 mars. — La diarrhée existe toujours. La dose d'arsenic reste la même : 23 grammes. Cependant l'état choréïque du malade est tout-à-fait satisfaisant. L'enfant est maintenant calme dans son lit. Ses bras et ses mains ne bougent plus dans quelque position qu'on les lui place ; il touche son nez facilement et sans hésitation avec l'index de l'une ou l'autre main.

La marche se fait bien sans trébucher. Il n'existe plus qu'un léger embarras de la parole.

Le 10 mars. — La diarrhée est terminée; la dose de liqueur de Boudin est ramenée à 20 grammes.

Tous les jours on trouve que l'enfant va en s'améliorant, et l'on diminue la dose progressivement de deux grammes par jour jusqu'au 21 mars.

Le 22 mars. — L'enfant sort guéri.

Nous avons vu par l'historique que l'arsenic est un médicament très ancien dans le traitement de la chorée et que toujours il a produit de bons effets. L'oubli dans lequel il est parfois tombé nous semble dépendre d'insuccès obtenus avec des doses trop faibles et employées sans méthode ou de la crainte d'intoxication surtout chez les enfants avec des doses therapeutiques très élevées et dépassant de beaucoup celles données dans les formulaires.

Cependant d'après les observations que nous avons relevées et d'après l'opinion de nombreux auteurs, jamais l'arsenic donné méthodiquement n'a conduit à des phénomènes graves d'intoxication.

D'après M. Jules Simon (*Progrès médical*, 25 oct. 1879), l'arsenic est un médicament d'un emploi et d'un dosage facile, les enfants en supportent admirablement l'usage et presque aux mêmes doses que les adultes.

Nous lisons dans le *Bulletin de thérapeutique* (1859) : « On a dit que la médication arsenicale était dangereuse et pouvait faire courir des périls aux malades. Cette objection n'est pas sérieuse car les préparations arsenicales maniées convenablement et avec prudence ne sont pas plus dangereuses que la strychnine et le tartre stibié. Les observations que je cite prouveront que la guérison est obtenue sans aucun accident sérieux, et quelquefois même sans aucune perturbation fonctionnelle de quelque nature que ce soit. »

Nous avons observé souvent de la diarrhée, quelquefois des vomissements, on a même noté de la paralysie des membres inférieurs mais tous ces phénomènes disparaissent rapidement après une diminution légère, ou même un état stationnaire dans l'application du médicament. Nous dirons même que non-seulement nous ne redoutons pas ces accidents, mais que nous essayons de les atteindre le plus rapidement possible, car d'après l'opinion de Aran et de Siredey, il se produit souvent à ce moment une amélioration sensible, le premier pas vers la guérison.

Toute l'attention devra donc se fixer sur les voies digestives du malade.

On admet généralement que l'organisme s'accoutume à l'arsenic et qu'il arrive grâce à ce fait à absorber des doses qui données en une seule fois amèneraient très certainement l'intoxication aiguë et la mort. L'exemple le plus probant est celui des arsénicophages, qui peuvent prendre par jour jusqu'à 0 gr. 40 d'acide arsénieux. Quant à nous, nous avons vu les malades que nous observions prendre 0 gr. 04 et 0 gr. 05 d'acide arsénieux et ces doses auraient pu être augmentées encore si la guérison ne se fût pas produite.

Maintenant qu'il nous paraît démontré que l'on peut en thérapeutique employer sans craintes l'arsenic à hautes doses nous allons exposer la méthode que nous avons suivie.

A l'exemple de F. Siredey, à qui nous empruntons la presque totalité de notre méthode, nous avons préféré la liqueur de Boudin à tout autre préparation arsénicale. Elle est plus facilement maniable et ne présente aucun goût désagréable, ce qui pourrait la faire refuser aux enfants.

Les injections sous-cutanées de liqueur de Fowler peuvent avoir des avantages, mais elles nous paraissent au point de vue pratique présenter de grandes difficultés. Possibles à l'hôpital, elles deviennent impossibles en ville. Souvent elles sont très douloureuses par elles-mêmes, dans tous les cas les enfants se refuseraient vite à la simple piqûre ; enfin, ces injections doivent être faites par le médecin lui-même.

Chez les enfants de huit à dix ans nous avons commencé par *quatre* grammes de liqueur de Boudin pris dans un julep gommeux. Une cuillerée à bouche toutes les deux heures.

Nous avons augmenté ensuite tous les jours de *deux grammes*.

Chez les enfants de plus de dix ans nous avons commencé par *six* grammes et augmenté tous les jours de *trois grammes*.

La dose d'arsenic est ainsi augmentée jusqu'aux vomissements ou à la diarrhée, nous sommes arrivés ainsi à 35 à 40 grammes de liqueur de Boudin.

Si les phénomènes d'intolérance se produisent il ne faut pas suspendre tout à fait le médicament mais simplement ne pas augmenter la dose le lendemain du jour où ils ont eu lieu. Ne pas s'alarmer outre mesure des vomissements et de la diarrhée car nous avons atteint dans ce cas la limite de tolérance et l'organisme se défend, mais il ne peut pas être question encore d'intoxication.

Ne pas s'arrêter à un seul vomissement ou à une seule selle diarrhéïque. Pour modifier le traitement il faut que dans un court espace de temps les faits se renouvellent plusieurs fois. Trois vomissements dans la matinée, quatre ou cinq selles diarrhéïques. L'enfant est susceptible d'avoir comme tout autre une indigestion ou de l'intolérance gastrique qui n'ont rien à faire avec l'arsenic.

Lorsque la guérison nous paraît à peu près certaine, *nous diminuons chaque jour les doses de la même quantité que nous les avions augmentées*. Nous obtenons ainsi une guérison plus sûre et plus longue.

Le traitement par la liqueur de Boudin a l'avantage de pouvoir être appliqué en ville assez facilement.

Nous pouvons donner une quantité de liqueur de Boudin nécessaire pour deux jours associée à un julep gommeux.

Pour arriver à l'augmentation régulière de 2 grammes par jour, il nous paraît préférable de formuler une potion contenant 1 gramme de liqueur de Boudin par cuillerée à café. Le tableau suivant permet de concevoir facilement la série des ordonnances que le médecin aura à faire tous les deux jours :

1re Ord.	4 gr. / 6 gr.	=	Liq. de Boudin. 10 gr. / Julep gommeux. 40 gr.

4 cuillerées à café le 1er jour.
6 » le second.

2e Ord.	8 gr. / 10 gr.	=	Liq. de Boudin. 18 gr. / Julep gommeux. 72 gr.

8 cuillerées à café le 1er jour.
10 » le second.

. . . .

. . . .

28 gr. / 30 gr.	=	Liq. de Boudin. 58 gr. / Julep gommeux. 232 gr.

28 cuillerées à café le 1er jour.
30 » le second.
à prendre en quatre fois dans la journée

Il faut alors avoir soin de bien spécifier dans l'ordonnance la quantité de liqueur de Boudin que vous exigez, les doses paraissent souvent si élevées qu'elles peuvent être considérées comme erreur.

Bien avertir la famille que vous devez voir l'enfant souvent, tous les deux jours au moins. Qu'elle vous prévienne, s'il y a eu vomissements ou diarrhée. Il se produit souvent des retards de cette façon, mais vous serez à l'abri de tout accident grave.

ESSAI D'EXPLICATION SUR L'ARSENIC

Il est très difficile dans l'état actuel de nos connaissances sur la pathogénie de la chorée de pouvoir donner une explication exacte de l'action de l'arsenic dans le traitement de cette maladie.

Est-ce une action spécifique ? Nous ne le croyons pas quoique cette opinion ait été soutenue par certains auteurs enthousiasmés par les heureux résultats obtenus avec cette médication.

Est-ce une action antiseptique, la chorée étant attribuée à une infection (Thèse de Triboulet) ? On accorde en effet à l'arsenic un pouvoir antiseptique. Cependant il ne saurait s'agir dans le cas particulier d'une action véritablement antiseptique puisqu'il n'existe pas de microbes dans l'organisme. Ce serait une propriété antitoxique, et il resterait à déterminer si l'arsenic agit directement sur les toxines dont nous n'avons d'ailleurs pas la démonstration, ou agit en modifiant la vitalité des tissus et par suite leur résistance à ces toxines.

Mais nous sommes là en plein domaine de l'hypothèse et n'ayant aucun besoin de nous faire une opinion parmi toutes les théories pathogéniques, nous ne nous préoccuperons que de relever l'état général du sujet toujours précaire et de la névrose. L'arsenic paraît alors sinon le médicament spécifique tout au moins le médicament de choix, car il nous fournit un moyen de lutter avec avantage et contre la névrose et contre l'anémie.

Depuis longtemps on prescrit l'arsenic chez les chlorotiques, les lymphatiques et même les cachectiques, grâce à ses effets sur la nutrition. Il excite l'appétit et active la digestion. D'après Dujardin-Beaumetz, il n'y a pas de meilleur stimulant de la digestion que les préparations arsenicales.

Sous leur influence, l'appétit renaît, les fonctions de la peau sont activées. Gellé rapporte dans sa thèse que ses enfants « engraissaient, prenaient de la couleur et perdaient ce petit air opprimé et maladif que leur donnait la chorée ». Nous avons, par nous-même, souvent remarqué ce fait. Cependant les doses d'arsenic s'élevant rapidement, l'appétit des premiers jours peut diminuer car il se produit de l'embarras gastrique, mais cela n'est que passager.

Quant à l'action de l'arsenic sur le sang, voici l'opinion de Delpeuch inspirée par M. le professeur Hayem. « Les globules blancs et les hématoblastes n'ont pas été modifiés. Lorsque les doses ne sont pas élevées, le nombre des globules rouges s'est abaissé. Toutefois leur richesse en hémoglobine augmentait de telle sorte que leur valeur individuelle s'accroissait et que l'équilibre se trouvait en partie rétabli. »

Les effets sur le système nerveux sont encore plus appréciables car nous pouvons nous en rendre compte par les recherches faites, après autopsie, de l'arsenic contenu dans le cerveau et dans la moelle et par les troubles nerveux dans les cas d'intoxication chronique.

On admet qu'après l'ingestion de faibles doses d'arsenic ce corps remplace le phosphore des lécithines de la substance nerveuse : certains chimistes ont trouvé trente fois plus d'arsenic dans le cerveau et la moelle allongée que dans le foie et les muscles.

Dans l'intoxication chronique « la céphalalgie est assez fréquente et précoce; puis c'est un engourdissement dans les jambes et dans les pieds, auquel se joignent plus tard les élancements douloureux. Il n'y a pas d'anesthésie véritable mais une simple diminution de la sensibilité marquée surtout aux membres. »

Les paralysies sont plus tardives que les phénomènes précédents et débutent par de l'affaiblissement musculaire. Le malade se fatigue vite en marchant, il stoppe; puis la paralysie augmentant il ne peut plus marcher (Manquat, p. 721, *Traité thérap.*).

Avec des données aussi imparfaites sur l'action physiologique de l'arsenic, il nous est difficile d'en tirer une conclusion au point de vue de son action thérapeutique dans la chorée. Agit-il en diminuant l'excitabilité du système nerveux, ou en produisant un certain degré de paralysie ? Il nous aurait été très utile pour discuter cette dernière opinion de traiter un cas de chorée paralytique, malheureusement il ne nous a pas été donné d'en observer pendant que nous faisions nos recherches.

CONCLUSIONS

1° L'arsenic peut être employé méthodiquement à doses rapidement croissantes sans jamais produire d'accidents graves. Il suffit, en effet, pour éviter ces accidents de surveiller les voies digestives du malade et de ne pas augmenter ou même de diminuer les doses du médicament s'il se produit des signes d'intolérance.

2° Ces accidents ne sont pas plus à redouter chez les enfants que chez l'adulte.

3° L'arsenic nous paraît être le meilleur médicament contre la chorée.

4° D'après nos observations la durée minima du traitement a été de dix jours.

5° La durée maxima a été de trente-trois jours.

BIBLIOTHÈQUE NATIONALE
R.F.
IMPRIMÉS

H. Jouve, Imp. de la Faculté de médecine, 15, rue Racine, Paris.

www.ingramcontent.com/pod-product-compliance
Ingram Content Group UK Ltd.
Pitfield, Milton Keynes, MK11 3LW, UK
UKHW021115290826
14628UKWH00014B/2201

9 782019 670597